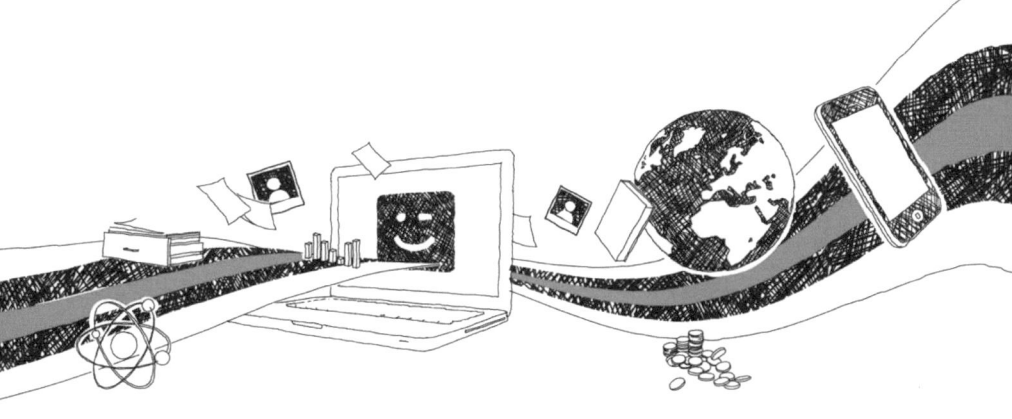
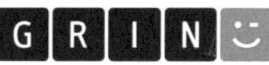

Gesundheitsförderung und Prävention in Lebenswelten

F. Krosinter

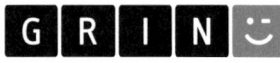

Bibliografische Information der Deutschen Nationalbibliothek:

Die Deutsche Nationalbibliothek verzeichnet diese Publikation in der Deutschen Nationalbibliografie; detaillierte bibliografische Daten sind im Internet über http://dnb.d-nb.de abrufbar.

ISBN: 9783346996282
Dieses Buch ist auch als E-Book erhältlich.

Deutsche Hochschule für
Prävention und Gesundheitsmanagement
Hermann-Neuberger-Sportschule 3
66123 Saarbrücken

Hausarbeit

Studiengang	**Gesundheitsmanagement**
Studienmodul	**Gesundheitsförderung und Prävention in Lebenswelten**
Datum Präsenzphase (siehe Ergebnisdokumentation)	**08.05.2023 – 10.05.2023**

Inhaltsverzeichnis

1 Analyse der gesundheitlichen Ausgangssituation

1.1 Gesundheitsbezogene Datenlage

Nachfolgend wird die gesundheitliche Ausgangssituation von Schülern und Schülerinnen im Setting Grundschule analysiert.

„Eine Hochrechnung des Robert-Koch-Instituts hat ergeben, dass in Deutschland etwa 1,9 Millionen Kinder und Jugendliche zwischen drei und 17 Jahren übergewichtig sind, 800.000 davon sogar adipös." (Prof. Dr. Hebestreit, 2010)

Als eines der zentralen Probleme von Grundschulkindern zählt Übergewicht, dabei spielen neben genetischen Faktoren auch Bewegungsmangel und Fehlernährung eine große Rolle. Auch die inaktive Freizeitgestaltung vieler Kinder und Jugendlicher ist entscheidend.

Durch den Anstieg des medialen Konsums haben Grundschulkinder eine verschlechterte motorische Leistungsfähigkeit. Fernsehzeit und Medienkonsum stellen normalerweise keine Bewegungszeit dar. Daher führen sie häufig zu einem erhöhten Kalorienkonsum und sind mit einem reduzierten Grundumsatz verbunden. Das führt dazu, dass bei Jugendlichen, die mehr als 5 Stunden täglich fernsehen, die Wahrscheinlichkeit, adipös zu werden, etwa dreimal so hoch ist wie bei Gleichaltrigen, die weniger als 2 Stunden fernsehen. Die mittlere Bewegungszeit hat in den letzten Jahrzehnten deutlich abgenommen. In den 70er -Jahren betrug der Bewegungsumfang der 6 bis 10-Jährigen Kinder täglich 3-4 Stunden, in den 2000er-Jahren lag der Bewegungsumfang von Kindern bei ca. 1-2 Stunden täglich. Jungs bewegen sich pro Woche ca. 2 Stunden mehr als Mädchen. Dabei gibt es nochmal eine Unterscheidung zwischen Werktagen (ca. 1,8 Stunden) und Wochenenden (bis zu 2,6 Stunden). Außerdem ist zu beobachten, dass zwischen dem 14. und 16. Lebensjahr der Bewegungsumfang nochmals deutlich zurückgeht. Auch haben die Familie und das soziale Umfeld der Kinder und Jugendlichen einen großen Einfluss auf die Aktivität. Vor allem die Eltern fungieren als Vorbild für gesunde Ernährung und ausreichender körperlicher Aktivität. (Graf, Dordel, Koch, & Predel, 2006)

Durch die täglichen Sitzperioden in der Schule und Freizeit meist über 2-3 Stunden ohne Unterbrechungen, steigt das Risiko für Herz-Kreislauferkrankungen. (Dunstan, Thorp, &

Healy, 2011) Das tägliche Dauersitzen kann zu Haltungsproblemen und orthopädischen Auffälligkeiten besonders im Rückenbereich führen. Die Schule entpuppt sich also als äußerst gesundheitsgefährdenes Setting. (Breithecker, 1998) Man könnte annehmen, dass Schulsport Bewegungsmangel entgegenwirkt. Dem ist leider nicht so, da es sich durchschnittlich um 2 Stunden Schulsport pro Woche handelt. Experten sind sich einig, es müssten mindestens 3 Stunden Schulsport die Woche stattfinden, um eine gezielte Verbesserung der Aktivität wahrzunehmen. (Deutscher Sportbund, 2006) Des Weiteren ist auch das Speiseangebot in Grundschulen essenziell wichtig für eine ausgewogene Ernährung im Kinder- und Jugendalter. Leider lehnen viele Grundschulkinder das schulische Angebot von Obst und Rohkost ab. Stattdessen wird immer öfter auf Fast Food und zuckerhaltige Lebensmittel zurückgegriffen, welche zu einer Fehlernährung führen können. Leider gibt es zu wenig Aufklärungsarbeit an Grundschulen, denn nur ein Drittel der Befragten gaben an, Ernährung als Thema im Unterricht behandelt zuhaben. (Nestlé Deutschland AG, 2010)

Grundschulen können durchaus als Schlüsselsetting für Gesundheitsförderung angesehen werden, da sie neben der Familie die Institution mit dem größten Einfluss auf die Entwicklung und Förderung von Kindern ist. (Paulus, 2010a)

Schulische Programme können zur Steigerung der körperlichen Aktivität führen und damit zu einer Verbesserung des Gesundheitszustandes der Kinder. (Dobbins, Husson, DeCorby, & LaRocca, 2013)

Durch die Schulpflicht ist eine 100 % Erreichbarkeit der Kinder und Jugendlichen garantiert, die Erfolgswahrscheinlichkeit kann jetzt von verhaltens- und verhältnisorientierter Strategien gesteigert werden. (Felder-Puig, 2011)

1.2 Ableitung von Handlungsansätzen

Die aus der Analyse der Datenlage für die Gesundheitsförderung abgeleiteten Handlungsansätze lauten wie folgt:

1. Konzepte und Strategien zur Verbesserung des Bewegungsverhaltens und der Bewegungsverhältnisse im schulischen Alltag

2. Konzepte und Strategien zur Förderung eines gesundheitsgerechten Ernährungsverhaltens sowie die Verbesserung des Speiseangebots entsprechend den Empfehlungen einer gesunden Schulverpflegung

3. Projekte zur Verbesserung der Medienkompetenz und Reduktion des Medienkonsums in Verbindung mit attraktiven Alternativen zur schulischen Alltagsgestaltung (z. B. bewegte Pause) wie auch in der Freizeitgestaltung

Die aufgeführten Handlungsansätze wurden nach Ihrer Priorisierung angeordnet.

Als wichtigster Handlungsansatz wurde die Verbesserung des Bewegungsverhaltens gewählt. Körperliche Aktivität bei Kindern und Jugendlichen wird mit einer geringeren Adipositas, einer besseren kardio-metabolischen Gesundheit und einer besseren Fitness in Verbindung gebracht. Weltweit erreichen weniger als 30 % der Kinder und Jugendliche die globalen Bewegungsempfehlungen von mindestens 60 Minuten mäßiger bis intensiver körperlicher Aktivität pro Tag. Daher ist es umso wichtiger, die körperliche Aktivität im schulischen Alltag zu fördern. Da Kinder und Jugendliche in den meisten Teilen der Welt viel Zeit auf dem Weg zur und von der Schule oder in der Schule verbringen, sind Schulen ideale Orte für Interventionen. (Dobbins, Husson, DeCorby, & LaRocca, 2013)

Der zweite Handlungsansatz bezieht sich auf die Förderung eines gesundheitsgerechten Ernährungsverhaltens. Die Schule begleitet die Kinder in Ihrer täglichen Entwicklung und hat daher auch die Möglichkeit, innerhalb der ca. 13 vorliegenden Entwicklungsjahre Einfluss zu nehmen. Die Erreichbarkeit der Kinder im Setting Schule ist in diesem Fall vollständig gegeben. Es wurden mittlerweile diverse Konzepte und Strategien entwickelt, um an Schulen durch eine hohe Diversifikation an gesundheitsfördernden Lebensmitteln ein bewusstes Ernährungsverhalten zu schaffen. „Dabei werden zunehmend jenseits verhaltensorientierter Ansätze die Rahmenbedingungen, also die verhältnispräventive Perspektive, im Setting Schule in den Fokus genommen. Denn diese tragen maßgeblich zur Wirksamkeit schulbasierter gesundheitsförderlicher Maßnahmen bei." Die Schule ist dementsprechend ein idealer Ort, um Bewusstsein und Einflussnahme auf das Ernährungsverhalten von Kindern zu schaffen. (Prof. Dr. Kroke, Dr. Jansen, MSc. Sladkova, Dr. Depa, & Prof. Dr. Buyken, 2020)

Der dritte Handlungsansatz bezieht sich auf die Reduktion des Medienkonsums und damit einhergehend der Förderung der schulischen Alltagsgestaltung. Grundsätzlich nahm die

Zeit der sitzenden Tätigkeit in den letzten Jahren deutlich zu. Dies ist auf eine stetig fortlaufende Digitalisierung sowie ein erhöhten Medienkonsum zurückzuführen. Dies wiederum hat gesundheitliche Auswirkungen auf die Kinder. Diese verbringen die meiste Zeit ihres Alltags in der Schule. Durch die mittlerweile große Medienlandschaft und diversen Social Media Plattformen verbringen die Kinder mehr Zeit im Sitzen und am Handy. Diesem Problem sollte die Schule entgegenwirken. Durch Handyverbote in den Pausen könnten Kinder dazu animiert werden, sich mehr zu bewegen. Sie würden den sozialen Kontakt zu den Mitschülern suchen, den Pausenhof aufsuchen und spielen und somit der sitzenden schulischen Tätigkeit indirekt entfliehen. Grundsätzlich ist deshalb das Setting Schule ein geeigneter Ort, um dem Problem des hohen Medienkonsums entgegenzuwirken und so einen gesundheitsfördernden Zustand anzustreben. (Kesztyüs, et al., 2013)

2 Recherche „Modellprojekt"

Tabelle 1: Modellprojekt

Titel Modellprojekt/ Maßnahme/Intervention	fit4future Kids (für 6-12 jährige an Grund- und Förderschulen)
Dauer	2016-2019
Träger/Initiatoren	Eine Präventionsinitative der fit4future foundation Germany ehemals Cleven Stiftung powered by DAK-Gesundheit, Klinikum rechts der Isar und Technische Universität München
Hintergrund	Die Prävalenzen von körperlicher Inaktivität und Übergewicht, wie auch die von psychischen Erkrankungen und Auffälligkeiten sind bei Kindern und Jugendlichen anhaltend alarmierend hoch. Bereits seit vielen Jahren werden Schulen und Kindertagesstätten als geeignete Settings für Interventionen im Gesundheitsbereich angesehen. Entsprechende Maßnahmen zielen oftmals auf die Verhaltensebene ab, die Verhältnisebene wird jedoch bisher nur selten fokussiert.
Ziele	Die Schüler sollen mehr Bewegungsmöglichkeiten in der Schule haben, die Ernährung der Schüler soll ausgewogen und gesund sein, sie sollen in einer stressfreien und positiven Lernatmosphäre lernen können und in einer gesunden Lebenswelt aufwachsen. Neben der Stärkung des gesundheitsfördernden Verhaltens der Kinder in den Bereichen Bewegung, Ernährung und Stressbewältigung/Brainfitness stellen Maßnahmen zur

	Verhältnisprävention den zweiten wichtigen Bereich dar, um einen nachhaltigen Gesundheitsförderungsprozess an den beteiligten Schulen zu fördern und zu erreichen, dass Kinder in einem gesundheitsfördernden Lebensumfeld aufwachsen können.
Inhalte und Methoden	An den Untersuchungen des Projektes nahmen 956 Kinder der zweiten Klassen aus 25 fit4future-Schulen teil. In den 25 Kontrollschulen konnten 757 Kinder zu Projektbeginn untersucht werden. Alle Schüler starteten im Schuljahr 2016/2017 (Phase1-Schulen in die zweiten Klassen und wurden zu Beginn des Projekts und nachfolgend über drei Jahre jeweils am Ende des Schuljahres untersucht. Zu jedem Untersuchungszeitpunkt wurde ein sportmotorischer Fitnesstest durchgeführt sowie ein Fragebogen zum Gesundheitsverhalten erhoben. Im ersten Projektjahr standen zusätzlich Kinder von 25 Kontrollschulen zur Verfügung, die ebenfalls zu Beginn und am Ende des Schuljahres getestet wurden. Durch den Vergleich der Entwicklung der Kinder in den Interventions- und Kontrollschulen konnte die altersbedingte Entwicklung der Kinder sowie ein möglicher Lerneffekt durch die Testwiederholung in den Auswertungen berücksichtigt und der tatsächliche Interventionseffekt analysiert werden. Da diese Schüler ab dem Schuljahr 2017/2018 auch aktiv am Projekt teilnahmen, erfolgte bei den Analysen in den nachfolgenden Projektjahren ein Vergleich der Ergebnisse der sportmotorischen Tests mit den aus der Literatur bekannten Normwerten für Kinder im vergleichbaren Alter. Zur Überprüfung der sportmotorischen Fitness wurden sechs verschiedene Testverfahren durchgeführt, die motorische Grundeigenschaften wie Gleichgewicht, Beweglichkeit, Sprungkraft oder Schnelligkeit überprüfen: ein Shuttle-Run-Test über 10 x 5 Meter, eine Rumpfbeuge auf einer Langbank, ein Standhochsprung, ein Einbeinstand auf einer Schiene über eine Minute, ein Zielwerfen an die Wand mit drei Metern Abstand und 10 Versuchen sowie ein Medizinballweitstoßen mit einem Medizinball (1 kg). Ergänzend dazu wurden die visuelle Wahrnehmung der Kinder und die visumotorische Koordination getestet. Anhand eines Fragebogens wurde das Gesundheitsverhalten der Kinder erhoben. Dazu wurde die regelmäßige tägliche körperliche Aktivität der Kinder, das Sportverhalten in der Schule und in der Freizeit sowie im Alltag abgefragt. Ebenso wurden die inaktiven Zeiten bzw. Sitzzeiten der Kinder (Sitzzeiten für Hausaufgaben, am Fernseher oder am Computer) erfasst. Im Bereich Ernährungsverhalten wurden einzelne Lebensmittelgruppen, die besonders ein günstiges oder weniger günstiges Essverhalten charakterisieren, bezüglich der Verzehrhäufigkeit erhoben. Im Gesundheitsbereich wurden typische Beschwerden oder gesundheitliche Beeinträchtigungen im Kindesalter abgefragt.

	In der finalen Datenauswertung am Ende des Projekts konnten 933 Kinder in den Interventionsschulen und 737 Kinder in den Kontrollschulen bezüglich ihrer sportmotorischen Fitness analysiert werden. Vereinzelt lagen für Testübungen weniger Werte vor, da manche Kinder nicht alle Testübungen ausgeführt hatten bzw. vereinzelt Werte nicht in der Auswertung berücksichtigt werden konnten. Die untersuchten Kinder waren im Durchschnitt etwa 8,5 Jahre alt.
Ergebnisse und Schlussfolgerungen	Insgesamt konnte im ersten Projektjahr keine deutliche Verbesserung der motorischen Fitness der Kinder in den Interventionsschulen im Vergleich zu den Kindern in den Kontrollschulen nachgewiesen werden. Dies könnte unter Umständen auf die geringe Interventionsdauer im ersten Projektjahr zurückgeführt werden. Im langfristigen Verlauf am Ende des dritten Projektjahres zeigte sich für verschiedene Übungen eine altersgemäße Zunahme der motorischen Fitness. Die Abnahme der Dehnfähigkeit, die sich vor allem bei den Jungen in der Rumpfbeuge fand, deutet darauf hin, dass in die vielfältigen Sportangebote von Kindern auch regelmäßige Dehnübungen integriert werden sollten, um eine harmonische Entwicklung des Muskel-Skelett-Apparates zu fördern. Beim Shuttle-Run-Test sowie beim Einbeinstand zeigten sich im Gesamtprojektverlauf sowohl für die Mädchen als auch für die Jungen signifikante Leistungssteigerungen, die über dem altersbedingt zu erwartenden Zuwachs lagen und damit auf positive Effekte durch die zusätzlichen Bewegungsangebote von fit4future hinweisen. Die Kinder in den Interventionsschulen konnten sich bezüglich der visumotorischen Koordination im Gesamtprojektzeitraum signifikant verbessern, so dass sich auch in diesem Bereich langfristige Verbesserungen der Auge-Hand-Koordination sowie Koordination bei Präzisionsaufgaben im Projektverlauf widerspiegeln. Über den Gesamtzeitraum von drei Jahren konnte eine nachhaltige Zunahme der körperlichen Aktivität bei den Kindern in den Interventionsschulen erreicht werden. Im Projektverlauf zeigte sich eine deutliche Zunahme der Sitzzeiten, die weniger vom Lernen und Hausaufgaben machen oder dem Fernsehkonsum der Kinder bedingt war, sondern primär von einem Anstieg der Computer- und Internet-Nutzungszeit verursacht wurde. Im Projektverlauf zeigten sich signifikante Verbesserungen im Ernährungsverhalten der Kinder.
Literaturquellen (gemäß Literaturverzeichnis)	Dr. phil. Siegrist, M., & Schönfeld, J. (kein Datum). *Körperliche Fitness und Gesundheitsverhalten von Kindern in fit4future-Schulen.* Abgerufen am 21. Mai 2023 von www.fit-4-future.de: https://cdn.fit-4-future.de/kids/assets/files/Studienergebnisse/Evaluation-1-fit4future-Kids-2016-2019.pdf

fit4future. (kein Datum). *fit4furture Kids- Das Programm*. Abgerufen am 21. Mai 2023 von www.fit4future.de: https://kids.fit-4-future.de/programm

Spieler, A. (kein Datum). *fit4future - Eine bundesweite Präventionsinitiative in Schulen und Kindertagesstätten*. (P. f.-u.-u. Gesundheitswissenschaften, Hrsg.) Abgerufen am 21. Mai 2023 von www.tum.de: https://www.sg.tum.de/sportdidaktik/forschung/fit4future

3 Bewertung Modellprojekt

3.1 Good-Practice-Kriterien

Tabelle 2: Good-Practice-Kriterien

Good-Practice-Kriterien	Umsetzung
Zielgruppenbezug	Das Kriterium Zielgruppenbezug wird durch eine zielgerichtete Anwendung des Modellprojektes fit4future umgesetzt. Das Programm heißt fit4future Kids und richtet sich an die 6 – 12-Jährigen an Grund- und Förderschulen.
Konzeption	Bei der Konzeption werden Ziele (Schaffung eines lehr- und lehrförderlichen Lebensraums), Zielgruppen (Kinder), Beteiligte (Kinder/Schüler, Lehrkräfte, Area Manager), Maßnahmen (sportmotorischer Test und Gesundheitsfragebogen) und Methoden (digitale Nutzung von Gesundheitsplattformen) beschrieben. Das Kriterium Konzeption wird beim Programm fit4future umgesetzt.
Setting-Ansatz	Das Kriterium Setting-Ansatz als Konzept der Gesundheitsförderung wird beim Modellprojekt umgesetzt. Bei einem Setting handelt es sich um einen Ort, an dem die Menschen den Großteil ihres Alltags verbringen. Beim Modellprojekt fit4future wird, wie bereits beim Zielgruppenbezug erwähnt, auf das Setting Grund – und Förderschulen eingegangen.
Empowerment	Ziel von Empowerment ist es, die sozialen und gesellschaftlichen Rahmenbedingungen zu verbessern. Das Setting Schule bildet den perfekten Ort, um dieses Vorhaben zu erreichen. In der Schule sind alle gleich. Es ist in diesem Fall egal, welche

unterschiedlichen Voraussetzungen die Kinder mitbringen. Wichtig dabei ist nur, dass die Fachkräfte die Diversität erkennen, um so gezielte Unterstützung anzubieten.

Partizipation	Die Lehrer als Vertretung für die Kinder haben die Möglichkeit, die Wünsche, Ideen und Vorstellungen bei den gesundheitsfördernden Aktivitäten mit einzubringen. Dadurch partizipieren die teilnehmenden Personen am Programm und eine stetige Weiterentwicklung wird gewährleistet. Das Kriterium wird vollständig erfüllt.
Niedrigschwellige Arbeitsweise	Es liegt grundsätzlich eine niedrigschwellige Arbeitsweise in einer Schule vor. Kinder, egal unter welchen Voraussetzungen haben die Pflicht, in Deutschland die Schule zu besuchen. Es ist jedoch für Kinder mit körperlicher Behinderung nicht möglich, an dem sportmotorischen Gesundheitstest zu teilzunehmen. Dementsprechend wird das Kriterium der niedrigschwelligen Arbeitsweise nicht erfüllt.
Multiplikatorenkonzept	Es werden zwei Lehrkräfte oder Schulsozialarbeitende der Schule fit4future Schulcoaches. Diese durchlaufen eine Multiplikatorenschulung. Die beiden Schul-Coaches bilden zusammen mit einer Repräsentantin oder einem Repräsentanten der Schulleitung und der Eltern-Vertretung die fit4future Steuergruppe. Zusätzlich wird die Schule während der Laufzeit durch einen Area-Manager als Ansprechpartner unterstützt.
Nachhaltigkeit	Durch das Programm soll das individuelle Gesundheitsverhalten von Kindern gefördert und eine nachweisbare Stärkung des Gesundheitsbewusstseins erreicht werden. Bei dem Programm fit4future handelt es sich um ein verlässliches, zeitstabiles sowie strukturell gesundheitsförderndes Angebot. Durch die genannten Angaben wird das Kriterium der Nachhaltigkeit vollumfänglich umgesetzt.
Integriertes Handeln	Bei integrierten Handlungskonzepten handelt es sich um wichtige Steuerungs- und Koordinationsinstrumente der Gesundheitsförderung. Diese werden mit den jeweiligen Personen im Setting kooperativ entwickelt und weiterentwickelt. Durch die Vielzahl der beteiligten Personen (siehe Qualitätsmanagement), das Feedback und die Erfahrungen der Schulen, wird das Programm fit4future stetig im Rahmen der Inhalte weiterentwickelt.

Qualitätsmanagement	Beim Programm werden zwei Lehrkräfte oder Schulsozialarbeitende der Schule fit4future Schulcoaches. Diese durchlaufen eine Multiplikatoren Schulung und erklären sich für die aktive Umsetzung von fit4future und tragen dann die Verantwortung. Die beiden Schulcoaches bilden zusammen mit einer Repräsentantin oder einem Repräsentanten der Schulleitung und der Eltern-Vertretung die fit4future Steuergruppe. Zusätzlich wird die Schule während der Laufzeit durch einen Area-Manager unterstützt. Dieser dient als Ansprechpartner und helfen bei der Umsetzung, sodass eine Qualitätssicherung und Qualitätsentwicklung gewährleistet werden kann.
Dokumentation & Evaluation	Es wird ein sportmotorischer Fitnesstest zu jedem Untersuchungszeitpunkt durchgeführt. Zusätzlich wird ein Fragebogen zum Gesundheitsverhalten ausgefüllt. Die Bewertung und Analyse erfolgt durch den Vergleich der Ergebnisse der sportmotorischen Tests mit dem aus der Literatur bekannten Normwerten für Kinder im vergleichbaren Alter. Das Kriterium der Dokumentation und Evaluation wird dementsprechend umgesetzt.
Belege für Wirkung und Kosten	Durch klar gesetzte Ziele beim Modellprojekt wird auch eine entsprechende Wirkung zu erkennen sein. Die Kompetenz der Schüler für eine persönliche gesundheitsfördernde Entwicklung wird mit Dauer des Projektes zunehmen. Aufgrund einer starken Förderung ist das Programm für die Schulen kostenlos. Damit steht das Programm in einem sehr angemessenen Kosten- / Wirkungsverhältnis.

3.2 Schlussfolgerung für die Praxis

Durch die erfolgreiche Umsetzung der Good-Practice-Kriterien eignet sich das Projekt hervorragend, um dieses im schulischen Alltag zu implementieren. Grundsätzlich würde ich bei der Auflage eines eigenen Projektes auf Inhalte von fit4future zurückgreifen. Beispielsweise ist der Einsatz von sportmotorischen Fitnesstest und Fragebögen zum Gesundheitsverhalten ein idealer Beschaffungsansatz, um sich wichtige Informationen einzuholen. Des Weiteren erlangt man durch den Fitnesstest direkten Kontakt zu den Personen, um sich so noch einen besseren Überblick verschaffen zu können. Ein weiterer wichtiger Punkt ist die Kooperation zwischen allen beteiligten Personen. Durch eine stark ausgeprägte Kommunikation von Teilnehmern, Lehrkräften, Projektentwicklern und den dazugehörigen Ansprechpartner ist es möglich, das Projekt weiterzuentwickeln, gezielt auf die vorherrschenden Gegebenheiten anzupassen und so eine ideale Umsetzung des eigenen Qualitätsanspruchs ans Projekt zu gewährleisten. Daher würde ich diesen Punkt ebenfalls bei der Erstellung eines eigenen Programms berücksichtigen. Zusätzlich ist die Zusammenarbeit auch einfach enorm wichtig, um so auch die Meinung unabhängiger Dritter einzuholen. Durch die Meinung anderer Personen, welche vorher nicht am Programm beteiligt waren, können gezielt Verbesserungen vorgenommen werden. Es werden eventuell Probleme aufgezeigt, an denen vorher gar nicht gedacht wurde. Ein weiterer Punkt, den ich stark hervorheben möchte, ist das kostenlose Angebot des Programms und der gewählte Setting-Ansatz. Durch die Förderung der Krankenkassen ist es möglich, ein perfekt entwickeltes Programm zur Verfügung zu stellen. Des Weiteren ist der Ort Schule auch der ideale Setting-Ansatz, um auch die Bedürfnisse alle Kinder zu berücksichtigen. In der Schule ist es egal, ob man aus einer eher sozial schwächeren oder stärkeren Schicht kommt. Alle Kinder haben in diesem Fall die gleiche Chance, etwas für das eigene Gesundheitsbewusstsein zu lernen. Des Weiteren sei erwähnt, dass ich bei eigener Durchführung dieses Projektes keine Änderungen vornehmen würde. Die genannten Merkmale stechen für mich bei der Gesamtbetrachtung heraus. Ich finde, dieses Projekt ist ein von hoch qualifizierten Menschen entwickeltes Konzept, um die zukünftige Generation ein frühes Bewusstsein für Gesundheit und Ernährung zu vermitteln. Es werden so gut wie alle Good-Practice-Kriterien angewandt, sodass nicht viel gegen die Umsetzung sprechen kann. Verbesserungsvorschläge ergeben sich in Anbetracht dessen nicht. Für Menschen, die in der Projektarbeit tätig sind, würde ich empfehlen, die Kommunikation mit allen Beteiligten stark zu intensivieren und eine Art kleines Netzwerk aufzubauen. Kommunikation ist meiner Meinung nach ein großer Einflussfaktor auf das Resultat, wenn nicht sogar der Schlüssel zum Erfolg. Wird zwischenmenschlich gut kommuniziert, steht der weiteren Umsetzung des Projektes nichts im Wege und das Gesundheitsbewusstsein kann sich in den Köpfen vieler verankern. Zum Abschluss lässt sich sagen, dass das ins Leben gerufene Projekt fit4future aus meiner Sicht ein voller Erfolg ist und zukünftig ein voller Erfolg weiterhin sein wird.

4   Literaturverzeichnis

Breithecker, D. (1998). *Bewegte Schule - vom statischen Sitzen zum lebendigen Lernen.* Wiesbaden, Wiesbaden: Bundesarbeitsgemeinschaft für Haltungs- und Bewegungsförderung. Abgerufen am 20. Mai 203 von Wiebaden: Bundesarbeitsgemeinschaft für Haltungs- und Bewegungsförderung.

Deutscher Sportbund. (2006). *DSB Sprint Studie. Eine Untersuchung zur Situation des Schulsports in Deutschland.* Aachen: Meyer&Meyer. Abgerufen am 19. Mai 2023

Dobbins, M., Husson, H., DeCorby, K., & LaRocca, R. (28. Februar 2013). *School-based physical activity programs for promoting physical activity and fitness in children and adolescents aged 6 to 18.* Abgerufen am 21. Mai 2023 von www.pubmed.com: https://pubmed.ncbi.nlm.nih.gov/23450577/

Dr. phil. Siegrist, M., & Schönfeld, J. (kein Datum). *Körperliche Fitness und Gesundheitsverhalten von Kindern in fit4future-Schulen.* Abgerufen am 21. Mai 2023 von www.fit-4-future.de: https://cdn.fit-4-future.de/kids/assets/files/Studienergebnisse/Evaluation-1-fit4future-Kids-2016-2019.pdf

Dunstan, D. W., Thorp, A. A., & Healy, G. N. (26. September 2011). *Prolonged sitting: is it a distinct coronary heart disease risk factor?* Abgerufen am 20. Mai 2023 von pubmed.gov: https://pubmed.ncbi.nlm.nih.gov/21785350/

Felder-Puig, R. (2011). Ist schulische Gesundheitsförderung bzw. die Gesundheitsfördernde Schule "wirksam"? In W. Dür, & R. Felder-Puig (Hrsg.), *Lehrbuch Schulische Gesundheitsförderung* (Bd. 1.Auflage, S. 291-298). Bern: Hans Huber. Abgerufen am 21. Mai 2023

fit4future. (kein Datum). *fit4furture Kids- Das Programm.* Abgerufen am 21. Mai 2023 von www.fit4future.de: https://kids.fit-4-future.de/programm

Graf, C., Dordel, S., Koch, B., & Predel, H.-G. (2006). Bewegungsmangel und Übergewicht bei Kindern und Jugendlichen. *Deutsche Zeitschrift für Sportmedizin,* S. 220-225. Abgerufen am 19. Mai 2023 von https://www.germanjournalsportsmedicine.com/fileadmin/content/archiv2006/heft09/220-225.pdf

Kesztyüs, D., Kettner, S., Kobel, S., Fischbach, N., Schreiber, A., Kilian , R., & Steinacker, J. (Oktober 2013). Lebensqualität und Erkrankungshäufigkeit bei

Grundschulkindern in Korrelation mit Bewegung und Medienkonsum. *Deutsche Zeitschrift für Sportmedizin*, S. 34-40. Abgerufen am 21. Mai 2023

Nestlé Deutschland AG. (2010). *So is(s)t Schule- Chancen für das lernende Esszimmer.* Abgerufen am 20. Mai 2023 von www.nestle.de: https://www.nestle.de/sites/g/files/pydnoa391/files/asset-library/documents/verantwortung/nestle%20studie/nestle_studie_2010_so_isst_s chule_studie.pdf

Paulus, P. (2010a). *Bildungsförderung durch Gesundheit. Bestandsaufnahme und Perspektiven für eine gute gesunde Schule.* Weinheim: Juventa. Abgerufen am 19. Mai 2023

Prof. Dr. Hebestreit, H. (2010). *Bewegung tut auch den Kleinsten gut - Prävention von Übergewicht sollte schon im Kindergarten beginnen.* Abgerufen am 19. Mai 2023 von Bundesministerium für Bildung und Forschung: https://www.gesundheitsforschung-bmbf.de/de/bewegung-tut-auch-den-kleinsten-gut.php

Prof. Dr. Kroke, A., Dr. Jansen, C., MSc. Sladkova, V., Dr. Depa, J., & Prof. Dr. Buyken, A. (Januar 2020). Public Health Nutrition und das Handlungsfeld Ernährung in der Schule. *Ernährungs Umschau*, S. 30-31. Abgerufen am 21. Mai 2023 von https://www.ernaehrungs-umschau.de/fileadmin/Ernaehrungs-Umschau/pdfs/pdf_2020/01_20/EU01_2020_M30-M31.pdf

Spieler, A. (kein Datum). *fit4future - Eine bundesweite Präventionsinitiative in Schulen und Kindertagesstätten.* (P. f.-u.-u. Gesundheitswissenschaften, Hrsg.) Abgerufen am 21. Mai 2023 von www.tum.de: https://www.sg.tum.de/sportdidaktik/forschung/fit4future/

5 Tabellenverzeichnis

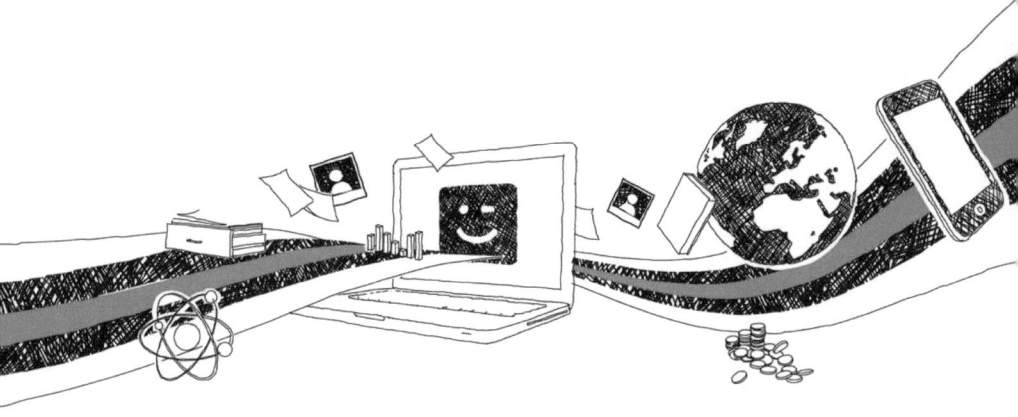
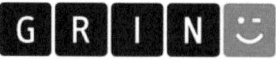